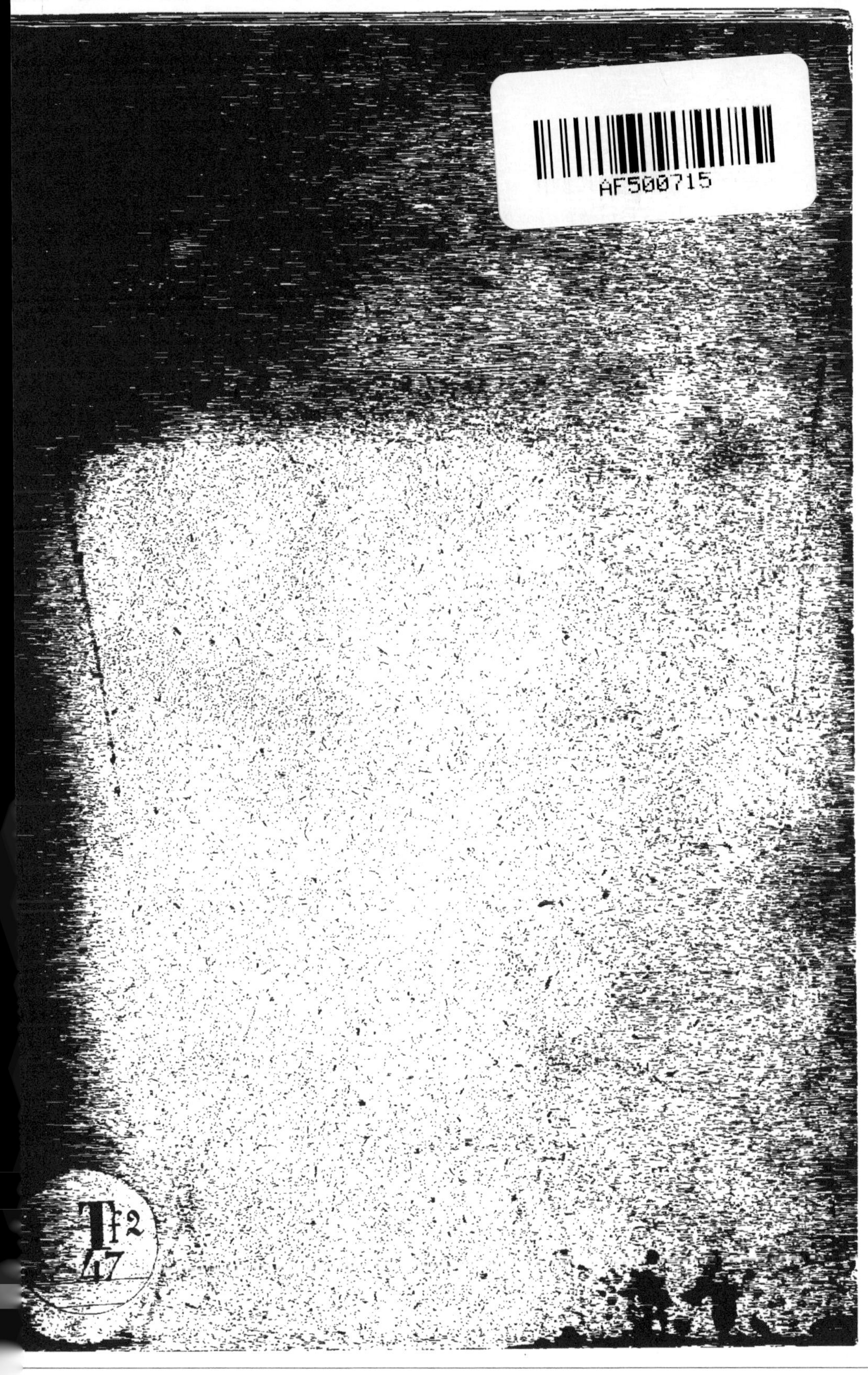

Nota. Le manuscrit de cette Brochure a été remis à l'Imprimeur dans le courant de juillet. C'est pour des causes indépendantes de sa volonté si la publication n'a lieu qu'aujourd'hui.

EXAMEN

DE LA BROCHURE

Dirigée contre l'Ouvrage

DE

MÉDECINE LÉGALE

CRIMINELLE,

Publié par Jacques Poilroux.

> Ayez un esprit assez pénétrant pour découvrir ou inventer des défauts ; une disposition à la pointe et au calembourg que vous appellerez sel attique.... Ne craignez pas de mentir, cela sera pris pour un tour heureux.... Sacrifiez tout pour placer vos bons mots, et devenez un de ces critiques que l'on abhorre et que l'on caresse.
>
> LORD BYRON.

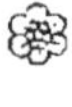

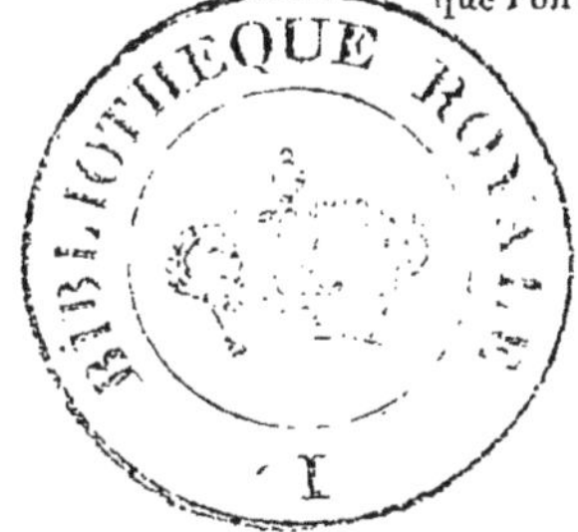

BRIGNOLES,

IMPRIMERIE DE PERREYMOND-DUFORT.

1834.

JE ne devais sans doute accueillir qu'avec le mépris le plus profond, un travail odieux dont chaque mot est une injure, chaque phrase un acte d'accusation, et l'ensemble une infâme diatribe.

Tel aurait été son sort, si je n'avais publié mon Traité de Médecine légale que pour des médecins très-compétens pour juger le libelle et en faire prompte justice ; mais ayant destiné encore mon ouvrage à des personnes étrangères à la science, peu au courant de ses progrès et de tous ses rapports avec la jurisprudence criminelle ; ne devais-je pas craindre qu'un écrit, basé à la vérité sur des faits mensongers et dénué de toute espèce de bonne foi, mais tissu néanmoins avec un art insidieux, paré d'un faux éclat et présenté sur un ton d'effronterie inconcevable, ne produisit une impression fâcheuse sur l'esprit de quelques lecteurs ?

Cette considération seule m'a déterminé à réfuter cette brochure détestable.

J'ignore le motif qui a poussé mes détracteurs à entreprendre une pareille œuvre. Si c'est le désir, comme ils le font entendre, de sortir de leur état obscur, ne savent-ils pas qu'il y a une condition pire que celle des ténèbres? Ont-ils oublié le sort d'Icare et le triste rôle que joue Thersite dans les chants d'Homère?

Quoiqu'il en soit, je proteste ici que je garderai désormais un profond silence, si mes critiques, non contens d'avoir épuisé à mon égard les formules injurieuses, ont encore la fantaisie de recommencer et de continuer un métier aussi méprisable. Cette explication donnée, je leur adresse les paroles suivantes.

Dans la polémique qui s'éleva dans le temps entre deux professeurs célèbres, Baumes et Pinel (que ces noms, ô censeurs, n'excitent ni votre bile, ni votre joie; je suis aussi loin de me comparer à Baumes que d'avoir l'idée de vous assimiler à Pinel), le premier ayant à se plaindre de son confrère, lui adressait les questions suivantes : Qui êtes-vous? Quels sont vos droits pour me critiquer de la sorte?

Cependant Pinel avait des titres incontestables sinon à une censure amère, du moins à une critique modérée. Mais vous, Messieurs Irénée Itard et Melchior Yvan, qui êtes-vous? à quel titre me censurez-vous d'une manière aussi révoltante?

Êtes-vous, comme Pinel, rédacteurs d'un journal de médecine, professeurs d'une faculté ou médecins d'un grand hôpital ? Vous n'êtes rien de tout cela ; mais du moins votre pratique a-t-elle été couronnée de quelque succès ?

Hélas ! on ignore dans les Basses-Alpes si M. Irénée Itard, que l'on a vu quelque fois à la suite des conscrits et courant à la réforme, est un médecin ambulant ou s'il exerce la médecine à Digne.

Tout le monde sait, il est vrai, que par métier, M. Melchior Yvan fait usage de l'alambic, mais e serait-on jamais douté qu'il y mit son esprit our distiller des sottises ?

Peut-être, direz-vous, en tenant le langage e la jeunesse présomptueuse, si les titres nous nanquent, rien ne peut résister à la puissance de os armes.

Très-bien..... très-bien.... MM. Irénée Itard et Ielchior Yvan, à cela point de réplique. Passons onc la revue de vos armes ; et voyons si elles euvent produire quelque blessure. Cependant rêtons-nous un instant à l'à-propos de votre itique.

Mon ouvrage, dites-vous, n'est qu'un avorton, n être mort-né. Eh bien! quoique l'action de tuer n enfant après la naissance ne soit, à votre mpte, qu'une faute, pourquoi étouffer un être i n'est pas viable et qui peut mourir à chaque stant sans votre secours ? S'il est déjà mort, à oi bon tout l'appareil de vos armes ? Voudriez-vous imiter ces malheureux dont la rage va quelque fois jusqu'à mutiler des cadavres ?

Actuellement nous allons parcourir votre chef-d'œuvre.

Oui, j'ai dit dans la préface de mon livre que l'un de mes rapports sur l'infanticide fixa l'attention générale, et me valut des éloges. Je pourrais maintenant en faire connaître la nature et détailler les circonstances de l'affaire ; mais craignant que la bile ne vous étouffât, je vous ferai grâce de détails que vous seriez si peinés d'entendre. Avouez que je suis assez généreux vis-à-vis des gens qui m'ont attaqué d'une manière si odieuse.

Me voilà donc un grand imposteur et d'une impudence révoltante, si j'ai trahi la vérité sur un fait aussi solennel qui s'est passé dans une cour d'assises, en présence de jurés respectables et d'un nombreux auditoire.

Peut-on en douter, va-t-on dire, puisque l'un des censeurs (c'est à coup sûr M. Irénée Itard) assure que vous ne dûtes l'honneur d'être lu trois fois, qu'à l'incertitude et au vague que laissait après la lecture votre rapport ; et que lui, Itard, appelé aux débats, quoique couvert encore de la poussière de l'école, prouva que l'enfant pouvait avoir respiré dans le sein de la mère, et fit acquitter l'accusée ?

Le lecteur impartial va juger de quel côté est la bonne foi et l'imposture.

Le rapport en question, dressé le 6 mai 1817,

fut présenté aux assises peu de temps après cette époque. La femme coupable du crime, originaire de Soleilhas, était l'aïeule et non la mère du nouveau-né. Elle fut condamnée à la réclusion. (1)

Eh bien! M. Irénée Itard, fûtes-vous appelé dans l'affaire pour débattre le rapport? Eûtes-vous le bonheur de satisfaire vos désirs philantropiques, en faisant mettre en liberté l'accusée, quelque coupable qu'elle fût?

La réponse à ces questions est dans l'Annuaire des Basses-Alpes, pour l'année courante de 1834. On y lit que M. Irénée Itard fut reçu docteur en médecine à Paris, le 13 juillet 1824. Or, je le demande, cet aristarque était-il couvert, en 1817, du bonnet de docteur, pour être appelé aux débats? Sortait-il, à cette époque, des bancs de l'école de médecine, pour se parer des lauriers dont il se glorifie?

Point d'indignation encore, cher lecteur, vous aurez tout le temps, dans la suite, de vous livrer à ce sentiment. Jugez, en attendant, de la pièce par l'échantillon, et tâchez de réserver quelque degré de confiance aux autres faits du libelle.

Après cette accusation de mes censeurs, que tout le monde peut qualifier, ils me prêtent dans celles

---

(1) Si quelque lecteur peut conserver le moindre doute sur la vérité de ces faits, je le renvoie à M. Allibert, ex-procureur du roi, qui exerçait les fonctions du ministère public dans cette affaire, et qui s'en rappellera sans doute les principales circonstances.

qui suivent des motifs perfides dans l'exécution de mon travail ; ils me prodiguent les sarcasmes les plus dégoûtans. Ah ! Messieurs, des bourreaux, des gibets, des cordes ! que ces noms sonnent mal à l'oreille. Quel goût, quels penchans montrez-vous là ! Combien votre urbanité est au-dessous de celle des personnages que vous avez été prendre dans l'Ibérie ! Mais de grâce, qu'avait à faire ici le magistrat à qui j'ai rendu un éclatant hommage, en disant qu'il est aussi bien le protecteur de l'innocence que le vengeur du crime ?

La flatteuse épithète d'ignorant est donnée et répétée par vous jusqu'à satiété ; pourquoi ? Parce que j'aurais dû me convaincre, avant d'entreprendre ma compilation, qu'outre les ouvrages de Mahon, Fodéré, Orfila, et les articles du dictionnaire des sciences médicales, il existe encore d'autres ouvrages, etc. ; parce que j'ai dit, mal à propos, que la médecine légale était négligée, puisque les jeunes gens sortant des écoles sont très-instruits sur cette partie, et que des ouvrages nombreux sur cette matière ont été publiés et répandus avec profusion ; parce que les grands malheurs résultant de l'ignorance de la médecine légale sont loin de nous, et qu'on doit les rapporter plutôt à la double influence de l'intolérance et de l'ambition, qu'à toute autre cause.

Même bonne foi ici que dans ce qui précède. Ai-je écrit qu'il fallait attribuer les mauvais rapports au défaut d'ouvrages sur la science, tandis que je dis au contraire que les mauvais rapports et leurs fatales conséquences existent, « quoique « les Mahon, les Fodéré, les Chaussier, les Marc, « les Orfila aient publié, etc..... quoique des dis- « sertations des plus intéressantes soient sorties, « etc.... et quoique enfin nombre de journaux et de « dictionnaires de la science renferment, etc. etc. »

Vous m'accusez de faire entendre que la médecine légale n'est pas enseignée aux écoles, et que Messieurs les jeunes gens ne retirent pas le plus grand profit des leçons qu'on y donne. Aurais-je pu proférer un pareil blasphême, sachant surtout que vous auriez été mis en cause ? Mes phrases sont trop claires pour que tout autre que vous puisse s'y méprendre :

« Les chirurgiens des campagnes ne lisent point. « Les médecins des villes négligent cette branche « si essentielle de la médecine : à quoi servent « donc tant de flambeaux pour des gens naturel- « lement aveugles ! Qu'importent tant de faisceaux « lumineux à celui qui veut fermer les yeux à la « lumière ! »

Je n'ai pas fait la part, dites-vous, de l'intolérance et de la persécution dans la fausse direction des affaires criminelles du temps. Quel sens donnez-vous donc à ces paroles de ma préface : « en « rappelant ici les fameuses affaires des Calas, des « Sirven, etc. etc., ne trouvons-nous pas que la « prévention et l'intolérance qui régnaient..... « furent puissamment secondées par l'ignorance « des médecins experts, etc. etc. »

Peut-on se douter, d'après ces passages, que vous ayiez lu mon livre ?

Cependant vous avez la bonté de convenir que dans des temps rapprochés de nous, on a eu à craindre que l'ignorance ou plutôt le défaut d'habitude *n'entraînassent de grands malheurs ;* mais toujours ces malheurs ont été prévenus.

Quelle merveille ! que répondre à un homme qui dirait : le feu a pris trois fois à ma maison et trois fois je suis parvenu à l'éteindre. Qu'est-il besoin de prendre des précautions contre l'incendie, puisque la maison n'a pas été consumée par les flammes ?

Enfin mon ouvrage *ne peut prévenir aucun malheur et ne peut qu'induire en erreur ou entraîner les plus graves conséquences.*

Signalez-vous, par hazard, le danger de mon livre, en disant que tous les faits que je rapporte sur la mort apparente ne sont que ces belles histoires dont les bonnes femmes décrépites régalent leurs petits enfans dans les soirées d'hiver ; que sur cet article je n'ai fait que copier textuellement Mahon et l'article des *cas rares* du dictionnaire des sciences médicales ?

O savans aristarques ! vous êtes les seuls à ignorer que ces histoires fantastiques, selon vous, sont consignées dans tous les ouvrages de médecine légale, et dans tous les recueils d'observations rares et intéressantes ; que chez tous les peuples on a pris les plus grandes précautions pour prévenir l'inhumation d'un homme vivant. Vous êtes les seuls à ne pas savoir qu'en France Winslow, ayant failli dans sa jeunesse être enterré deux fois vivant, éveilla l'attention des médecins sur cette matière ; que Bruhier, s'emparant de son travail, le grossit d'une foule immense d'observations. Ne trouve-t-on pas dans l'ouvrage du médecin de Beauvais, des centaines de cas de personnes réputées mortes sans l'être, et d'autres enterrées vivantes ou revenues spontanément à la vie avant d'être inhumées? N'y voit-on pas aussi nombre d'observations d'individus ouverts avant d'être morts ?

Tous les médecins légistes, sans en excepter Mahon, ont emprunté de Winslow et surtout de Bruhier. Tous ont puisé à ces sources. Vous jouez donc de malheur, quand vous m'accusez d'avoir tout pris dans Mahon, et surtout dans l'article des cas rares du dictionnaire ; car c'est précisément dans cet article que l'on ne rencontre que deux ou trois observations de ce genre.

Au reste, si vous voulez faire bonne provision *de ces vieux contes débités à plaisir*, pour régaler un jour vos petits enfans à la veillée pendant la saison rigoureuse, lisez l'article *Mort* de l'encyclopédie alphabétique, et là vous trouverez en même temps votre arrêt de condamnation ainsi conçu :

« Ces résurrections, qu'on pourrait regarder « comme des miracles de la médecine, passeront « pour des fictions, pour des événemens suppo-

« sés, dans l'esprit de quelques lecteurs qui con-
« fondent les bornes du possible avec celles *de*
« *leur connaissance;* ignorant que le vrai peut bien
« n'être pas toujours vraisemblable. »

Sont-ce donc mes principes ou les vôtres *qui ne peuvent prévenir aucun malheur et qui peuvent entraîner les plus graves conséquences?*

Avec les miens on ne confondra point l'homme vivant avec l'homme mort; on tentera de ranimer le flambeau de la vie non éteint; on évitera par conséquent toute atteinte cruelle.

Les vôtres, ô savans philantropes! tendent à faire enterrer, que dis-je, à faire écorcher des personnes vivantes.

Auteur infortuné de Cleveland et de Manon Lescaut! si tu revenais à une vie dont la trame fut coupée par un imprudent expert, tu frémirais une seconde fois à l'idée de pareils principes!

Fallait-il citer tous les travaux de médecine légale jusqu'à ce jour, pour échapper à votre accusation d'ignorant?

N'est-ce pas pour usurper le titre d'érudits, que vous essayez de faire un pareil dénombrement? Veuillez bien me dire pourquoi vous ne parlez pas du Manuel de Briand, généralement estimé? Ne seriez-vous pas aussi instruits que vous le prétendez? Cet auteur aurait-il eu le malheur de démériter auprès de vous? Cependant il devrait y avoir sympathie entre vous et lui, puisqu'il fait marcher de pair les articles des codes avec ceux de médecine légale. Et vous, Messieurs, jurisconsultes aussi profonds que savans médecins, vous aimez à parler des lois, témoin ce passage brillant de votre libelle : « Quel est l'homme un peu attentif « aux débats scientifiques, dont la curiosité n'ait « été alimentée par les discussions animées, les « consultations médico-légales aussi savantes que « judicieuses, publiées par les personnes les plus « habiles des trois facultés de France, sur l'inter- « prétation des articles 1974 et 1975 du code civil « touchant le contrat de rente viagère? M. Jacques « Poilroux serait-il le seul à ignorer que l'article « 314 du même code a fourni à Colard de Mar- « tigny l'occasion de traiter avec sagacité et pro- « fondeur les questions suivantes : la viabilité ci- « vile doit-elle être distinguée de la viabilité na- « turelle? Quelles sont les conditions de la viabilité « civile? Est-elle exclue par les maladies innées « devenues mortelles plus ou moins long-temps « après la naissance? »

Mon Dieu ! c'est par trop savant. C'est ici que *Domine Sampson*, de Walter Scott, aurait bien appliqué son mot favori..... Prodigieux !

Mais cependant que peut-on trouver de commun entre le contrat de rente viagère et la distinction de toutes les viabilités possibles, avec le titre de mon ouvrage?

Vous auriez encore désiré, ô censeurs, de trouver dans mon pitoyable livre quelque chose sur l'altération des écritures et un article sur la folie.

Voilà bien deux chapitres sur lesquels vous paraissez prodigieusement forts ; car, pour le premier point, j'ignore si vous êtes habiles en chimie, mais vous avez altéré et dénaturé de toutes les manières les faits, le sens et le but de mon livre ; et touchant l'autre, après avoir prononcé le mot de folie, vous recommencez de plus belle pour montrer votre savoir :

« Aurait-il été étranger au retentissement pro-
« digieux qu'ont eu dans le temps les affaires cri-
« minelles de Leger, Feldtmann, Lecouffe, Jean-
« Pierre, Papavoine, la fille Cornier ? Qui peut
« ignorer les brillantes consultations qui ont été
« publiées à ce sujet par Georget, Marc, Esquirol,
« Briere de Boismont ? »

Que de science pour un jeune médecin !

Que d'instruction pour un apothicaire !

Ne nous laissons pourtant pas abuser, lecteur. Croyez-vous que nos savans critiques aient été obligés de fouiller dans une bibliothèque et dans un grand nombre d'ouvrages pour assembler tous ces noms ? Oh ! si telle était votre pensée, vous seriez dans l'erreur. Du moins, direz-vous, il leur a fallu parcourir quelques livres, consulter quelques-uns des auteurs cités ? Pas du tout. Quoi donc ? Une seule note, oui, une simple note trouvée dans la 24e leçon d'Orfila, au sujet des aliénations mentales, a suffi pour leur donner cet air bouffi d'érudition.

Mais revenons. Il fallait donc vous parler de la

folie. Quel rapport trouvez-vous entre cette maladie et la médecine légale criminelle? Un homme vraiment fou ne peut être coupable de rien : alors point de crime ni d'opération de médecine légale. Pour ce qui concerne la monomanie homicide, est-on parvenu à bien distinguer les cas où dans cet horrible penchant la culpabilité existe ou n'existe pas? La folie....! Connaissez-vous toute la portée de ce mot? Vous figurez-vous le champ immense d'une pareille matière? Pardon; j'oubliais les preuves que vous venez d'en donner. Eh bien! vous savez donc qu'il existe autant d'espèces de monomanie qu'il y a dans l'homme de passions, de penchans, que sais-je? peut-être d'idées. Or, l'excès de haine et de jalousie que montre votre libelle vis-à-vis d'un homme qui ne vous a donné aucun sujet de plainte, est peut-être un commencement de monomanie. Et si vous êtes si forts sur cette matière, c'est que probablement vous vous trouvez placés sur votre propre terrain.

Quoiqu'il en soit, préoccupés de votre système, on vous voit savamment discourir tout au long et à votre aise sur des matières qui sortaient de mon sujet.

Cette manière d'agir ne démontre-t-elle pas que si jamais vous vous donniez la peine de devenir auteurs, votre livre serait le phénix des livres? Ah! les plus graves questions seraient abordées et traitées de main de maître. Ce serait d'abord force articles du code civil, très-propres à piquer la curiosité des amateurs. Ensuite la rente viagère, puis la viabilité civile et la viabilité naturelle. Les conditions, faisons bien attention, les conditions de cette viabilité civile !! Enfin les écritures altérées. Tout ne serait pas là dans l'œuvre sublime dont vous seriez les pères. Nous y trouverions encore une foule de sujets piquans : un long chapitre sur la folie, par des hommes pleins de leur sujet ; assez de somnambulisme ; de l'ivresse, un peu plus ; de l'épilepsie, davantage ; du délire, beaucoup ; de la perte de conscience de soi-même, beaucoup plus encore ; de l'idiotisme enfin, à satiété. Et comme vous n'êtes point d'une école surannée et essentiellement classificatrice, vous présenteriez tous vos articles pêle-mêle, parce que souvent le désordre est l'effet de l'art.

Ce chef-d'œuvre achevé, vous êtes sûrs de grandir et d'élever vos noms au-dessus des noms les plus illustres. Vous deviendrez majestueux! Placés sur ce point culminant, vous fixerez l'attention publique ; et sans parens, sans prôneurs et sans amis, vous ne devrez qu'à vous-mêmes votre réputation d'infaillibité et d'omniscience. Vous serez tranchans à bon droit. Votre profonde conviction, dans votre unique savoir, sera juste. Jouissez d'avance de cette idée ; portez la tête haute, et que vos graves pensées soient autant de vérités solennelles dont la simple contradiction serait une hérésie. Prononcez que tout ce qui n'est pas vous est ignorant, et qu'il ne doit y avoir désormais de connaissances réelles que celles qui seront non point emprisonnées sous la triple enveloppe d'une rotondité de 40 ans, mais signalées par les traits d'une adolescence imberbe.

Ne nous impatientons pas, lecteur ! à peine avons-nous franchi avec les critiques, la préface de mon livre. Il faut vous résigner à les suivre pied à pied, à entendre toutes leurs extravagances et à en voir faire bonne justice.

Actuellement ils vont se resserrer ; les faits seront plus précis, quoique toujours faux ; et les coups à leur porter plus faciles, sans être moins légers.

Ils ne veulent pas quitter la préface sans dire un mot de la distribution du livre ; c'est un mot d'indifférence et de dédain. Ils sont peu touchés d'une méthode qui est propre à guider l'expert dans ses opérations, et à faciliter l'étude de la science. La méthode et les classifications leur importent peu. En un mot, ils ne sont pas grands partisans de l'ordre.

En abordant, au premier chapitre, ce qui concerne la mort apparente, n'est-il pas plaisant de les entendre dire que les signes que je donne à ce sujet sont trop anciens et qu'il fallait donner du nouveau ? Ah ! Messieurs du progrès ! nous trouvons, il est vrai, dans votre libelle, des signes de malice et de perfidie inconnus jusqu'à ce jour : mais pour de nouveaux signes de la mort, impossible à vous d'en donner.

Lisez le travail que vient de publier M. Julia de Fontenelle sur cette matière, et peut-être vous reconnaîtrez avec cet auteur, un peu fantastique comme moi, car il a la bonhomie de croire à tout ce qu'on a écrit sur l'inhumation de personnes vivantes et sur les histoires de morts ressuscités [1], vous reconnaîtrez, dis-je, qu'il n'y a aujourd'hui, comme autrefois, aucun signe réel de la mort, excepté la putréfaction.

Tout autre signe isolé est trompeur. La réunion d'un grand nombre et le défaut d'action des stimulans les plus énergiques, peuvent à peine nous faire juger qu'un homme a réellement perdu la vie.

4e Section. *Causes des morts subites.* S'il faut en croire vos remarques sur cet article, je tiens un langage bien extraordinaire en disant qu'il est des cas où la mort ne laisse aucune trace dans l'inté-

---

(1) Qu'il est bon M. Julia de Fontenelle, de consigner dans un ouvrage publié dans le siècle des lumières, en 1834, près de cent observations sur des revenans dont il ne devrait plus être question aujourd'hui qu'on n'ajoute aucune foi à des contes ridicules.

Quelle provision d'histoires fantastiques ne fournit-il pas aux amateurs ! M. Julia ne se borne pas à des contes du 15e ou du 16e siècle. Ne va-t-il pas jusqu'à rapporter des faits incroyables arrivés en 1817, 1820, 1822, 1829, 1832 et même 1834 ?

Comme les associés en critique vont rire et égayer leurs parens, quand ils réciteront en famille l'observation publiée récemment, d'un soldat qui, mort dans un hôpital militaire, fut porté avec d'autres décédés dans la salle de dissection. A la pointe du jour, ce malheureux, destiné à être écorché vif par les étudians en médecine, sort de sa léthargie ; et apercevant des morts et des débris de cadavres, il s'écrie : *il paraît que l'affaire a été chaude !*

rieur des viscères ; et lorsque j'ajoute que dans les passions de l'âme et les ris immodérés, une mort soudaine survient, parce que le cœur est privé de l'influence nerveuse.

Il faut vous résigner, hommes de génie, à croire mon langage fort naturel, puisque ce fait est reconnu de tout médecin judicieux et de tous ceux qui poussent les investigations cadavériques bien plus loin que vous. Mon explication, au sujet de ces morts subites, tout absurde qu'elle vous paraît, est admise par le savant médecin légiste Monfalcon, qui vous vaut à tous égards. Voici ses expressions :

« Des affections vives de l'âme peuvent tuer sou-« dainement en supprimant ou éteignant tout-à-« coup l'influence nerveuse sur le cœur. »

Ce médecin cite ensuite Diagoras, Sophocle, Léon X, l'héritière de Leibnitz, qui moururent de joie.

C'est précisément dans les passions de l'âme et dans les ris immodérés que la congestion du sang à la tête met obstacle à l'influence nerveuse.

Que vous êtes forts dans vos attaques ! Que vous êtes heureux dans vos explications !

Suicide. Les gens de l'art me sauront certain gré d'avoir consacré quelques pages au suicide, matière sur laquelle les médecins légistes, en général, s'arrêtent peu. J'ai fait sentir l'importance d'un pareil article et la nécessité d'en connaître les détails, pour être à même de distinguer, dans une infinité de cas, l'homicide du suicide.

2

N'est-il pas singulier que les aristarques m'accusent injustement, ici comme ailleurs, d'avoir textuellement copié un article du dictionnaire des sciences médicales, et de n'avoir pas profité des travaux d'Esquirol, tandis que l'article suicide de cet ouvrage que j'aurais copié, selon eux, est précisément du docteur Esquirol ?

Nous serons sans cesse au cas de répéter que d'inconséquence ! que de bonne foi !

Ecchymose. Cette bonne foi est portée au plus haut degré, lorsqu'ils me font conclure d'un seul fait, c'est-à-dire, d'un rapport dressé dans le temps par des chirurgiens peu instruits, que les médecins de nos jours et quelques auteurs de médecine légale ne distinguent pas nettement l'ecchymose des sugillations cadavériques. Voici leurs paroles : « à l'appui de son assertion, il cite le rap-« port qui fut fait, en 1779, dans la fameuse af-« faire de Jean Chassagnieux de Montbrison, et « dans lequel les barbiers du temps confondirent « ces diverses lésions.» *Peut-on être plus logique ?*

Lecteur, ouvrez mon livre et ajoutez celui touchant la veuve Montbailli de Saint-Omer ; celui d'Antoine Petit, au sujet d'un jeune homme exhumé six mois après sa mort ; celui d'un autre jeune homme d'Autun, rapporté par le célèbre Chaussier ; celui du docteur Desgranges de Lyon, au sujet d'un enfant mort d'une dyssenterie épidémique ; celui enfin de Robert de Langres, relatif à un infanticide ; et vous aurez droit de dire aux aristarques : *peut-on être plus véridique ?*

Qui peut douter d'après ces faits qu'à une époque peu éloignée de nous, le défaut de distinction de la contusion d'avec la sugillation cadavérique, n'ait été une des causes de condamnation capitale, ou de conclusions de rapports qui tendaient à une pareille condamnation?

Rapport. Quant aux réflexions que se permettent mes détracteurs, touchant mes désirs de voir dans les départemens des médecins légistes chargés de pratiquer et de surveiller la médecine légale, elles sont trop pitoyables pour exiger la moindre réplique.

CHAPITRE II. *Blessures des cadavres.* Courage, lecteur, voilà un chapitre parcouru. Sur quel article mes adversaires ont-ils eu gain de cause? Ils seront encore plus courts dans la suite, et conséquemment l'ennui de ma tâche ira en diminuant.

La section des blessures des cadavres ne manque pas d'intérêt; cependant ils n'y trouvent que *des non sens, des lacunes, des inutilités.* C'est très-bien, mais du moins il fallait articuler quelque fait. Il est vrai qu'en se bornant à des déclamations vagues, à des reproches indéterminés, on risque moins d'être démenti et de mettre sa mauvaise foi à découvert. Il est curieux de les entendre dire que j'aurais dû parler plus au long des moyens de distinguer les taches de sang d'autres taches analogues; que les travaux d'Orfila sur cet objet ont été combattus par Raspail, que le combat a été animé, qu'Orfila ne voulait pas céder, que cependant il a été forcé de faire quelque concession, etc. etc.

Eh ! mon Dieu , pourquoi vous battre les flancs pour tant d'inutilités ?

J'ai indiqué les caractères distinctifs fournis par le professeur Orfila , au sujet de ces sortes de taches , caractères qui ne doivent d'ailleurs servir qu'à titre d'indications. Ce professeur , par sa position , m'inspire plus de confiance que Raspail. Mais quand l'expérience et les chimistes compétens auront prononcé , nous nous en tiendrons à ce qui aura été définitivement arrêté , en ayant toujours égard aux modifications que le temps et les progrès de la science feront juger légitimes.

Suspension et strangulation. Toujours des propositions fausses et des faits hazardés ! Quelles lumières, je vous prie , a fournies sur cet article le fameux procès du Duc de Bourbon ? Jamais cas de médecine légale fit-il faire moins de progrès à la science ! Les éclaircissemens fournis sur ce point par les médecins furent si faibles ! Les circonstances morales pouvaient ici comme dans mille autres cas de cette nature, être du plus grand secours.

Mon article sur cette matière , dites-vous , est au moins arriéré de quinze ans ; et cependant les travaux les plus récens qui modifient la doctrine admise sur ces sortes de morts violentes , sont insérés dans l'édition de 1828 de la médecine légale d'Orfila.

Nous aurons souvent à répéter ce refrain : que de science ! que de bonne foi !

Submersion. Quelle pitié ne vous a-t-il pas inspirée

le rapport donné sur la submersion suicide? Cependant on trouve dans la relation des faits tous les signes de la submersion pendant la vie. On n'y voit aucune espèce de lésion que l'on puisse attribuer à une main homicide, ni la plus légère marque de violence étrangère. N'était-il donc pas permis de conclure au suicide, et avec d'autant plus de fondement, que l'expert avait rencontré dans le crâne les traces de lésion que l'on trouve quelquefois chez les individus qui attentent à leurs jours?

Vous ne pouvez néanmoins vous empêcher de dire : quelle absurdité ! quel modèle de rapport !

Sans doute il aurait fallu vous donner comme tel celui dressé, il n'y a pas long-temps, dans nos environs, par un docteur de l'école de Paris, au sujet d'une strangulation, dans lequel le rapporteur, sans vérifier si le pendu était encore vivant, sans détacher le lien fatal, sans ouvrir le cadavre, et même sans mettre le corps à nu pour en faire la visite, conclut, sans balancer, à une strangulation suicide?

Combustion. Plus généreux que mes adversaires qui ne trouvent rien, absolument rien de bon dans mon livre, je conviens que leur remarque sur la combustion est fondée, et que j'aurais pu mentionner les signes qui distinguent les brûlures des corps vivans de celles des corps morts. En effet les phénomènes de l'inflammation, et surtout les phlyctènes qui sont le résultat de l'action vitale, ne sauraient se rencontrer dans la combustion des individus morts, même en supposant qu'elle ait lieu immédiatement après la cessation de la vie.

CHAPITRE III. *Infanticide.* Voici enfin le chapitre de mon ouvrage qui a si fort remué la bile de mes adversaires. Non contens d'avoir distillé goutte à goutte dans les premières pages de leur diatribe le venin le plus subtil, ils entassent ici les accusations les plus odieuses. En voici les principales :

Je montre une révoltante partialité contre l'accusé.

Je passe sous silence ou je cherche à atténuer une foule de circonstances ou de causes qui doivent naturellement être interprétées en faveur de ces êtres malheureux.

Je fais de la philosophie sanguinaire.

Il me faut du sang pour me payer de mes peines.

Quel est l'homme sensible qui, en comparant cette atroce calomnie avec le contenu de mon livre, ne sera pas pénétré de la plus vive indignation ? Ne vais-je pas m'avilir en essayant de répondre à de pareilles impostures ? Cependant je puis et je dois confondre les calomniateurs.

J'ai eu le malheur de dire que l'un de mes rapports dans une cour d'assises, m'avait attiré des éloges. Il n'en a pas fallu davantage pour faire siffler les serpens gonflés par la jalousie. Puis en avançant dans mon livre que l'infanticide est le crime le plus commun et le moins atteint, à cause des ténèbres dont il s'enveloppe, et de l'indulgence du jury dans certaines circonstances, voilà qu'on a saisi ce prétexte pour m'imputer des principes affreux.

Selon votre louable coutume, au lieu de citer les trois cas d'infanticide que je rapporte dans mon ouvrage pour appuyer mon opinion, vous ne parlez que de celui dont les expressions interprétées à votre manière, c'est-à-dire, le plus malicieusement du monde, peuvent donner quelque lueur de vraisemblance à votre accusation. Je renvoie le lecteur aux deux observations que vous passez sous silence, et il jugera.

Quant à celle dont vous vous êtes emparés avidement pour donner un certain coloris à votre ridicule imputation, que ne disiez-vous que la femme coupable du crime était l'aïeule et non la mère du nouveau-né; que ne disiez-vous que cette malheureuse sacrifia l'enfant non immédiatement après sa naissance, et dans le premier instant où le cœur, déchiré par la douleur ou accablé par la honte, est pris d'une espèce de délire qui voile l'horreur du crime; mais bien lorsque ces passions devant être calmées, elle avait déjà parcouru un long espace de chemin pour déposer cet enfant à un hospice.

Quand je dis que cette femme fut condamnée à la réclusion seulement, ne doit-on pas entendre que je veux exprimer par là que le jury usa d'indulgence et écarta la préméditation que tout prouvait au procès, indulgence bien applicable dans l'espèce, puisque le crime était atteint; plutôt que de me supposer le coupable regret de n'avoir pas vu appliquer une plus forte peine?

Je fais de la philosophie sanguinaire.
Il me faut du sang pour me payer de mes peines.

O critiques d'une nouvelle espèce ! voyez si vos imputations sont en harmonie avec les paroles que vous avez dû trouver à la page 174 de mon livre :

« Je m'estime heureux de pouvoir donner un « rapport sur un cas présumé d'infanticide, où « l'enfant n'avait pas respiré et dans lequel les ex- « périences hydrostatiques réussirent parfaitement, « quoique la putréfaction fut bien avancée. Ce rap- « port fit rendre la liberté à une femme accusée « d'infanticide et à la veille de subir la punition « de ce crime ; ensuite d'un procès-verbal de deux « chirurgiens qui concluaient, sans avoir ouvert « le cadavre, que l'enfant avait péri par l'effet d'une « strangulation criminelle. »

Vous deviez savoir, puisque vous êtes si habiles à reconnaître les auteurs des rapports insérés dans mon ouvrage, par les lettres initiales placées en tête de ces actes, que j'étais le principal rédacteur de celui dont il s'agit.

Je vous renvoie encore à la page 88, où mes phrases sont assez claires pour que vous n'attribuiez pas à un autre les sentimens d'humanité qu'elles expriment.

« Si ces auteurs ont réussi à sauver des inno- « cens d'une accusation capitale, je me rappelle « avec délices que j'ai eu le bonheur de soustraire « à la hache du bourreau un jeune homme accusé « du crime de parricide, dont l'existence devait

« être admise d'après un concours de circonstan-
« ces malheureuses. »

Que conclure de tous ces faits, sinon que vos intentions sont bien plus criminelles que je ne suis criminel moi-même en fait de médecine légale.

Au reste, je vous pardonne cette violente sortie contre moi, quoiqu'elle ne soit fondée sous aucun rapport, parce que ce n'est de votre part qu'un pur acte de philantropie. En effet le crime d'infanticide n'existant pas, et la mort donnée par une mère à l'enfant qui vient de naître n'étant que le résultat d'une faute, il est évident que toute peine sévère doit être abolie ; et si une femme en pareil cas se trouve passible de quelque punition, elle doit être purement correctionnelle.

Nous allons vous laisser parler, pour que chacun connaisse bien toute votre pensée.

« M. Jacques Poilroux, au lieu de faire......
« devait songer qu'une loi sociale est mauvaise du
« moment que le crime devient préférable à la honte
« qu'elle imprime, sans s'embarrasser des circon-
« stances qui ont pu faire commettre une faute !
« Car qui est traduit à nos assises pour cause
« d'infanticide ? La fille du peuple. Qui l'a en-
« traînée dans la voie de prostitution ? Un homme
« toujours supérieur à elle par sa position sociale.
« Qui est couvert de honte et d'abjection ? La fille
« du peuple, qui s'est livrée pure à des embras-
« semens donnés par amour ou achetés pour du
« pain. Et dans ces deux hypothèses, qui est

« l'homme qui pourra taxer la malheureuse enfant « d'une autre culpabilité que d'une faute ? »

Ces expressions sont-elles assez claires ?

Ainsi une femme peut sans scrupule laisser périr l'enfant qu'elle vient de mettre au monde ; que dis-je ? elle peut lui écraser la tête, le jeter vivant dans un cloaque ou du haut des remparts, ou lui plonger si elle aime mieux un fer homicide dans les entrailles. Tout cela n'est qu'une faute ou le résultat d'une faute !

Ne puis-je pas m'écrier encore une fois : sont-ce mes principes ou les vôtres *qui peuvent induire en erreur et entraîner les plus graves conséquences ?*

Insufflation pulmonaire. Quoique vous en disiez, l'insufflation de l'air est un très-bon moyen pour ranimer un nouveau-né. Tous les médecins légistes à peu de chose près, s'accordent sur ce point. Le docteur Gardien même, qui a peut-être eu l'avantage de vous donner des leçons, affirme qu'on en obtient des succès incontestables chez les enfans qui naissent dans un état de stupeur. L'air de l'expiration est, en pareil cas, le meilleur, parce qu'il jouit d'une chaleur et d'une humidité convenables.

Cette méthode est si commune et si efficace, qu'il n'existe pas de matrone qui n'en ait retiré quelque heureux résultat.

Je sais comme vous que Leroy d'Etioles a fait des expériences sur des animaux qui prouvent que l'insufflation pulmonaire, faite sans précaution, peut occasionner la mort ; mais ce que vous paraissez ignorer vous, quoique pleins de science, c'est qu'on est bien loin encore d'attribuer toujours cette mort à la rupture des cellules pulmonaires, parce qu'elle a été rarement observée en pareil cas; et ce que vous savez peut-être encore moins, c'est que cette rupture a été plus rarement constatée dans les chiens et les enfans de naissance : d'où il faut conclure que les observations de Leroy d'Etioles ne prouvent rien ou peu de chose à l'égard des nouveau-nés asphyxiés, tandis que l'expérience qui constate les bons effets de l'insufflation pulmonaire chez de pareils sujets est encore un argument sans réplique.

Maturité de l'enfant. Les signes de cette maturité sont excessivement nombreux. On les puise à l'extérieur du fœtus dans les parties qui frappent les sens, et à l'intérieur dans l'organisation parfaite des viscères. On choisit de préférence ceux de la périphérie du corps, comme plus faciles à constater et moins sujets à variation. Or, la couleur de la peau, son enduit graisseux, l'état parfait des ongles, des cheveux et du cordon; la longueur et le poids du corps, donnent un ensemble de signes suffisans pour constater la maturité.

L'insertion du cordon ombilical étant plus variable, ce signe a moins de valeur que les autres. Le point osseux pisiforme dont vous parlez est encore plus difficile à constater, lors surtout que l'expert est peu familiarisé avec l'étude anatomique. C'est bien à tort par conséquent que vous préférez ces deux signes à tous les autres; et c'est bien gratuitement que vous leur donnez l'épithète d'*infaillibles*.

Toutes les déclamations que vous faites ensuite au sujet des naissances précoces, de l'histoire des âges, des monstruosités, etc., etc., sont aussi déplacées que celles relatives aux diverses sortes de viabilité du fœtus et à la folie. Ce qu'il y a d'essentiel à connaître dans les recherches d'infanticide et d'avortement, c'est de savoir, autant que possible, le nombre de jours que peut avoir vécu l'enfant après la naissance; et c'est ce que le lecteur trouvera à la page 456 de mon ouvrage, où il est question du cordon ombilical et de l'exfoliation de l'épiderme.

Expériences hydrostatiques. J'ai dit à cet article que le poumon est l'un des viscères qui se putréfie le dernier, et que placé sur l'eau, il peut se précipiter encore, quoique la putridité ait envahi tous les autres viscères. Vous voudriez, censeurs, que j'appuyasse cette assertion de ma propre expérience. Eh bien! si la manie de critiquer à tort et à travers vous avait permis de lire les pages suivantes du livre, vous auriez trouvé un rapport d'infanticide dans lequel la putréfaction était si avancée, que les yeux et le cerveau étaient fondus, qu'une lividité générale frappait la peau et les tissus sous-jacens, le foie et la rate surnageaient, et néanmoins le poumon, à peine atteint du levain putride, gagnait le fond du vase avec assez de vitesse.

Si vous ne voulez pas m'en croire, croyez-en du moins Lafosse, qui a observé chez des fœtus entièrement putréfiés, le poumon se précipiter dans l'eau ; à Fodéré, observateur du même fait, qui s'est convaincu d'ailleurs que le poumon se putréfie plus tard chez le nouveau-né que chez l'adulte. Rapportez-vous en encore à Buttner, qui parle d'un enfant né le 29 janvier dont au 15 mars suivant les poumons, très-peu putréfiés, allaient encore au fond de l'eau ; à Camper, qui a vu précipiter ce viscère lorsque la tête était entièrement putréfiée, et après avoir fait macérer des enfans 3 à 4 mois. Croyez-en Schmitt, qui mérite tant de confiance en pareille matière, et le docteur Marc, dont l'opinion en vaut mille autres.

Que conclure donc du travail de Duvergier, sinon qu'il n'est pas plus fait pour affaiblir les conséquences que l'on doit déduire de la putréfaction des nouveau-nés, que celui de Leroy d'Etioles n'est destiné à faire rejeter l'insufflation pulmonaire à l'égard des enfans asphyxiés au moment de la naissance.

Vagissement utérin. Je suis plus d'accord avec les médecins légistes que vous sur cet article, et ce que vous appelez poliment, comme d'usage, le fruit d'*une compilation sans discernement*, est le résultat de ce qu'on trouve de plus positif chez les auteurs les plus recommandables.

Je le répète d'après eux, les phénomènes hydrostatiques qui annoncent en pareille circonstance l'introduction de l'air dans les poumons, ne doivent être que faiblement prononcés. Nous nous en tiendrons donc sur ce point à ce qui est bien reconnu aujourd'hui, jusqu'à ce que de nouvelles observations faites avec le *discernement* et la sagacité qui vous sont propres, aient démontré le contraire.

Empoisonnement. Nous voici arrivés, comme le disent mes censeurs, à la seconde partie de mon livre. C'est la plus essentielle et la plus étendue, puisqu'elle fait le tiers à peu près de l'ouvrage. Comment se fait-il qu'ils en passent trois sections presque à pied sec, sans faire quelque compliment de leur façon? Étaient-ils déjà fatigués de demander des articles hors d'œuvre, de me faire dire l'opposé de ce que j'ai écrit, d'isoler, de changer ou de mutiler des phrases pour leur donner un sens équivoque ou absurde? Cependant l'occasion était belle ici, puisqu'il s'agit du crime le plus affreux, de l'empoisonnement; et certes ils nous avaient déjà disposés à croire que sur ce chapitre ils devaient être forts et bien nourris de la matière.

Ils veulent bien néanmoins s'arrêter, comme en passant, à la troisième section, pour faire connaître leur opinion, savoir que là où le corps du délit n'est pas constaté, il est impossible de trouver un crime.

Cette règle que j'ai adoptée dans mon ouvrage pour la grande majeure partie des cas, peut-elle être admise dans tous sans exception?

Je puis répondre que non, puisqu'il en est où tout le poison peut avoir été vomi ou absorbé, ou être d'une nature à éluder l'action de tous les agens chimiques; et néanmoins le crime peut être prouvé par les phénomènes physiologiques et par une série de faits qui, s'enchaînant les uns les autres, ne laissent aucune espèce de doute sur son existence.

Faut-il, en pareille circonstance, qu'un coupable familiarisé avec les agens vénéneux, et ayant fait choix de celui dont les traces dans l'estomac sont nulles ou dont le séjour dans ce viscère n'est pas d'une longue durée, soit sûr d'échapper à la justice, parce que l'analyse de la substance administrée ne pourra être effectuée, même par les plus habiles chimistes ?

La plupart des médecins légistes vous répondront non ; et la trop célèbre affaire de Castaing leur donnera gain de cause.

4e Section. Les aristarques, au sujet de l'analyse chimique des poisons, ne tardent pas de revenir à leur ton habituel de censure ; et certes le lecteur ne doit pas en avoir oublié le genre. Ils citent textuellement ce que je dis sur les épreuves à faire pour classer le poison parmi les substances organiques ou parmi les inorganiques ; après quoi ils s'écrient, d'un air bien courroucé : « Peut-on « accumuler plus d'inutilités en peu de mots, plus « de sottises en des phrases aussi concises ? »

Ils ajoutent un peu plus bas à ce compliment, celui que voici : « De pareilles absurdités se réfu-

« tent d'elles-mêmes, et il serait humiliant pour « les lecteurs de M. Jacques Poilroux, de paraî- « tre appuyer d'un raisonnement quelconque les « motifs qui doivent faire rejeter bien loin toutes « ces suppositions gratuites, même comme indi- « cations. »

Que de gré ne dois-je pas savoir à mes adversaires d'avoir lâché cette nouvelle bordée d'injures ! Oui, *toutes ces inutilités*, *toutes ces absurdités*, *toutes ces sottises* sont indiquées par M. le professeur Orfila, dans sa toxicologie générale, au premier problème de l'article second, sur les moyens de reconnaître la nature de la substance vénéneuse de l'empoisonnement ; ouvrage qui a été accueilli avec tant de faveur par l'académie royale de médecine de Paris, et par tous les médecins amis des sciences et de l'humanité.

Peut-on être plus savant ! peut-on être plus civil !

5e Section. *Traitement de l'empoisonnement.* Voici encore un effort scientifique de la part des censeurs. Le sucre, disent-ils, comme antidote de l'empoisonnement des substances cuivreuses, est abandonné depuis long-temps. C'est l'albumine qu'on emploie et qu'il faut employer. Mais pourquoi ne savez-vous pas, puisque vous n'ignorez en rien, vous surtout M. Melchior Yvan, qui faites tant d'excursions en pays étranger, au lieu de rester dans votre domaine, pourquoi ignorez-vous, dis-je, que d'après les expériences de M. Postel, publiées récemment dans un journal de pharmacie journal que vous devriez connaître), le sucre à . température ordinaire décompose le vert de gris, git contre ce poison avec bien plus d'efficacité que albumine, et qu'on le préfère d'ailleurs à ce derier agent à cause de sa vertu sédative dans toutes s espèces de cardialgie, et parce qu'on a toujours avantage de le trouver sous la main?

Combien vous êtes savans! combien vous êtes u niveau des découvertes chimiques!

Il était juste qu'après avoir eu l'avantage de voir n empoisonnement par l'ammoniaque, vous vous rêtassiez un instant avec complaisance sur cet ticle. Mais pourquoi contester les avantages du naigre comme antidote? Pourquoi demander que administration en soit prompte, puisque je le dis n toutes lettres? Pourquoi refuser à ce poison, omme à tous les corrosifs, une action fâcheuse ir le système nerveux? Votre grande science ne a donc pas jusqu'à soupçonner que tous les poions escarrotiques agissent vivement sur ce sysme avant de produire la phlegmasie de l'estomac? gnorez-vous donc qu'il en est qui tuent assez vite ıns occasionner aucune lésion de ce viscère? Au ste cette idée de l'action de l'ammoniaque sur système nerveux n'est pas toute à moi; lisez et lisez les ouvrages d'Orfila, vous ne pouvez, quoiue vous en disiez, avoir de meilleur guide, et ous trouverez chez cet auteur la phrase suivante: Malheureusement cet alcali (l'ammoniaque) exerce son action sur le système nerveux avec une promptitude extrême. »

Des hommes aussi intelligens que vous ne comprennent donc pas une chose aussi simple !

6e Section. Faut-il relever ici tout ce que les critiques accumulent en fait de propositions hasardées, de citations fausses, de sentences ridicules, prononcées avec une conviction profonde? En vérité, il faudrait aller trop loin et ennuyer mortellement le lecteur. Bornons-nous à quelques traits.

Mon travail sur l'arsenic *est arriéré au moins de dix ans ;* il contient cependant ce qu'il y a de connu et bien constaté jusqu'à ce jour.

Point de procédé d'analyse nouveau et sur.... Notez bien que les acides hydrosulfurique et hydrochlorique fournissent un procédé nouveau et très-sûr pour découvrir la moindre parcelle du poison. *Aucune indication de réactif qui fasse déceler les plus petites portions du poison.* Remarquez, lecteur, et remarquez-le bien, que les deux acides mentionnés en font découvrir $\frac{1}{100000}$ partie. L'acide hydrosulfurique seul fait arriver au même résultat. Le sulfate de cuivre ammoniacal vous fera trouver $\frac{1}{110000}$ partie de la substance vénéneuse.

Mon rapport sur un empoisonnement sur l'arsenic présenté aux assises en 1829, *fut battu sur tous les points*, tellement battu, ajoutez donc, que la pauvre malheureuse qui en était le sujet fut condamnée.

Nous sommes toujours obligés de revenir à ce refrain : que de science, que de bonne foi ! Il est curieux de voir ensuite nos jeunes aristarques faire leurs profondes et savantes réflexions sur les dissidences d'Orfila et de Raspail, au sujet de la morphine, des taches de sang, etc., et de s'établir juges entre des écrivains de ce mérite.

Pour moi je me suis borné à indiquer les procédés fournis par le premier, à qui ma confiance en pareille matière est toute acquise. Libre à vous d'adopter les opinions et les doctrines de Raspail, d'en faire même votre idole. Chacun a ses goûts et ses vues : mais vous ériger en juges vis-à-vis des savans de cette classe, quelle pitié !

IIIe PARTIE. *Viol.* Nous avons fait des pas de géant, lecteur ! Nous voici à la troisième partie du livre, et sans l'avoir parcourue nous nous trouvons à la fin de cette division et du livre même. Nous avions grand besoin de passer aussi lestement ; car être sans cesse obligé de dire aux censeurs : cela n'est pas exact, cela est faux, où est votre bonne foi ? il y a de quoi faire mourir et soulever le cœur à chaque instant. Enfin nous allons prendre bientôt du repos.

J'aurais dû, en parlant du viol et des circonstances qui l'accompagnent, faire mention des taches de sperme ; et par une inconséquence si familière aux censeurs, ils finissent par dire, après m'avoir reproché cette omission, que le signe tiré de ces taches est infidèle, parce que les caractères qui les distinguent de celles des autres fluides, ne sont basées que sur des nuances légères et sur l'odeur, et que ces différences ne leur paraissent pas suffisantes pour établir cette distinction.

Ils prononcent ensuite le mot d'animalcules comme devant produire quelque effet Il faudrait, disent-ils, pour les reconnaître, examiner le sperme immédiatement après son émission. Plus tard, ces animalcules auront perdu la queue. Ah! Messieurs du progrès, c'est vous qui rétrogradez d'un siècle!

Ne savez-vous pas que du moment où Spallanzani eut privé ces pauvres bêtes de la faculté génératrice, elles abandonnèrent le magasin spermatique, pour se réfugier dans les autres fluides et même dans les cavités de l'économie? Elles prennent quelquefois gîte dans le cerveau; et là lorsque la famille est trop nombreuse, que de trouble dans le ménage! C'est alors que l'ivresse, le délire, l'épilepsie, la perte de conscience de soi-même, mais surtout la monomanie diffamatoire peuvent être le résultat de cette masse d'animalcules.

Il fallait bien que les associés en critiques finissent comme ils avaient commencé, c'est-à-dire, en faisant un nouvel étalage des questions que j'aurais dû traiter, bien que ces questions fussent toujours hors de mon cadre, afin d'avoir le plaisir de me combattre et de montrer encore leur érudition.

J'aurais donc dû dire si la faculté de concevoir est limitée ou non par l'âge; s'il existe des actes irrésistibles dans la grossesse; si la conception peut être ignorée par la femme; si la grossesse peut exister sans qu'elle s'en doute; si l'accouchement peut se faire à son insçu. Enfin, il aurait fallu dire un mot de la superfétation, des monstruosités, etc. etc.

Que répondre à tant de demandes hors de saison, sinon par une vérité appréciable par tout lecteur, que l'œuvre des critiques est non-seulement une superfétation, mais encore une véritable monstruosité.

Et moi aussi je dirai ma tâche est terminée! Ne pourrais-je pas également m'écrier, après avoir remué quelque temps un bourbier d'où s'élèvent tant d'émanations infectes et tant de principes vénéneux :

O incompréhensible destinée des livres et des hommes! Mon premier ouvrage sur les maladies chroniques fut couronné à Montpellier par une académie; celui sur la médecine légale vient d'être flétri dans l'officine d'un apothicaire!

Ma réfutation était achevée lorsque je reçus plusieurs lettres de médecins distingués qui auraient été pour moi un motif suffisant pour ne pas l'entreprendre, si je les avais reçues plutôt. L'extrait que je vais en donner ne sera pas inutile pour faire apprécier complétement la critique de mes détracteurs.

Voici la copie de la lettre du secrétaire perpétuel

de l'académie royale de médecine de Paris, en date du 5 juillet 1834 :

« L'Académie a reçu avec le plus vif intérêt l'ouvrage « que vous venez de publier sous le titre de Traité de « Médecine légale criminelle ; elle en a ordonné le dépôt « dans sa bibliothèque, et m'a expressément recommandé « de vous écrire pour vous témoigner sa gratitude et sa « satisfaction. »

« J'ai l'honneur d'être, etc.

Le Secrétaire Perpétuel,
PARISET.

Le docteur Double, l'un des membres les plus illustres de cette académie, qui a rédigé le rapport sur le choléra-morbus, demandé par le gouvernement à ce corps savant, et qui a tant d'autres titres à la confiance publique et à l'estime de ses confrères, s'exprime ainsi dans la lettre du 9 juillet dernier :

« J'ai reçu un peu tardivement de votre libraire les « deux exemplaires de votre ouvrage. J'ai lu avec intérêt « cet excellent travail. En faisant comparaître en quel« que sorte à votre barre médicale, les affaires crimi« nelles les plus graves et les plus épineuses avec toutes « leurs conséquences, vous vous êtes créé, pour ainsi « dire, une clinique pour la partie de l'art qui en aurait « le plus de besoin et qui en est le moins susceptible. « Cette sage précaution de relater ensuite des procès« verbaux médiocres ou même mauvais, comparative« ment à d'autres très-bons est d'un fécond enseignement. »

« Ou je me trompe fort, ou vous aurez donné à la « médecine des tribunaux un fort bon livre. »

Le lecteur connaîtra, sur le même sujet, l'opinion du savant Fodéré, professeur à la faculté de Strasbourg, en lisant les passages suivans de sa lettre du 17 dudit mois de juillet.

« J'ai reçu dans le temps, avec intérêt et reconnais-« sance, le livre que vous m'avez fait l'honneur de « m'envoyer, intitulé Traité de Médecine légale crimi-« nelle, de votre composition. Votre livre, Monsieur, « est écrit dans les bons principes et ne saurait manquer « de remplir le but d'utilité que vous vous êtes proposé. »

« Je l'ai fait connaître et l'ai recommandé à mes au-« diteurs dès le commencement de mon cours. Je ne « manquerai pas, chaque année, de le mentionner « honorablement. »

« En attendant je me fais un plaisir et un devoir de « vous offrir, par réciprocité, une de mes dernières « publications, intitulée : Essai Médico-Légal sur les « diverses espèces de folie, vraie, simulée, etc. etc. « Je vous prie, Monsieur et très-honoré confrère, de « l'agréer comme assurance de mes sentimens d'estime « et de haute considération. »

F. E. FODÉRÉ.

Les habitans des Alpes se rappelleront longtemps la brillante pratique du docteur Lions de Guillaumes. On sait que tous les malades de la contrée allaient puiser auprès de ce médecin un soulagement à leurs maux. Son fils, qui a hérité de ses talens, ne s'est pas livré à l'étude de la médecine, mais il exerce avec la plus grande distinction les fonctions de juge royal à Guillaumes. Voici l'extrait d'une de ses lettres, au sujet de mon livre :

Guillaumes, le 20 juin 1834.

« La recommandation que j'ai faite de votre Traité « de Médecine légale, à M. l'avocat fiscal de Nice, « n'a pas été infructueuse, surtout lorsqu'il a eu lu l'exem- « plaire que vous m'aviez envoyé ; c'est-à-dire que l'ou- « vrage lui-même a recommandé l'auteur mieux encore « que mon apologie. Par suite donc de l'estime bien « méritée que votre ouvrage ne pouvait manquer de « s'attirer, M. l'avocat fiscal vient de m'en demander « treize exemplaires pour être distribués à tout autant « de juges qui ont été bien aises d'en faire l'acquisition. « En contribuant à faire connaître et apprécier les heu- « reux fruits de vos nobles fatigues et de vos profondes « méditations, j'ai éprouvé une bien douce jouissance, « moins par le désir naturel de vous être utile que par « celui plus important encore de contribuer au bien « propre de la justice, qui est le noble but que vous « vous êtes proposé. Agréez, etc. »

LIONS, *Avocat.*

Je me dispense de toute réflexion ; tout homme impartial pourra juger si l'opinion de MM. Irénée Itard et Melchior Yvan, est mieux fondée que celles exprimées dans les extraits des lettres qui viennent d'être mis sous les yeux du lecteur.

BRIGNOLES. — Imprimerie de Perreymond-Dufort.

BIBLIOTHEQUE NATIONALE DE FRANCE
3 7531 04113422 3

www.ingramcontent.com/pod-product-compliance
Ingram Content Group UK Ltd.
Pitfield, Milton Keynes, MK11 3LW, UK
UKHW012300240726
13966UKWH00004B/1520